REMARQUES

SUR

LE DÉVELOPPEMENT ET SUR LES TRADITIONS

DE

QUELQUES STATIONS THERMALES ALLEMANDES

PAR LE Dr CAULET

Médecin aux Eaux de Saint-Sauveur (Hautes-Pyrénées)

Extrait des *Annales d'hydrologie et de climatologie médicales*

PARIS

GEORGES CARRÉ, ÉDITEUR

3, RUE RACINE, 3

1896

DU MÊME AUTEUR

Etude médicale sur la cure de Carlsbad (Bohême). (*Annales de la Société d'Hydrologie médicale de Paris*, XVI, 1869.)

Notes et observations pour servir à l'histoire du traitement thermal des maladies du cœur. (*Annales de la Société d'Hydrologie*, t. XVII, 1871.)

Etudes de thérapeutique hydro-minérale. Les conditions de l'activité physiologique et thérapeutique des eaux ferrugineuses. (*Ann. de la Société d'Hydrologie*, t. XVIII, 1872.)

Contribution à l'étude de la dyspepsie. Etude sur le siège et les conditions pathogéniques de l'affection dite dyspepsie intestinale. (*Ann. Soc. d'Hydrologie*, t. XVIII, 1872.)

Existe-t-il une médication phosphatée calcique? Etude sur le rôle thérapeutique du bi-phosphate de chaux. (*Bulletin des travaux de la Société médicale de l'Elysée* et *Progrès médical*, 1873.)

De la sur-alcalisation du sang et des urines sous l'influence de la chaux et de la magnésie. (*Bulletin de thérapeutique*, 1873.)

Tribut à l'étude du traitement thermal pendant la grossesse. (*Annales de la Société d'Hydrologie*, XXII, 1876.)

De la valeur des procédés dits cliniques de dosage de l'urée. (Rapport à la Société médicale de l'Elysée, *Progrès médical*, 1876.)

Des impressions cutanées tactiles et thermiques pendant le bain, à Saint-Sauveur. (*Ann. Soc. d'Hydrologie*, t. XXII, 1876.)

Observations de fièvre continue simple après le traitement thermal. (*Ann. de la Soc. d'Hydrologie*, t. XXIII, 1877.)

De l'action utérine des eaux de Saint-Sauveur. (*Ann. de la Soc. d'Hydrologie*, t. XXIV, 1879.)

Contribution à l'étude de la douche ascendante intestinale. Son action hyposthénisante, accidents graves et même mortels qu'elle occasionne quelquefois, sa valeur thérapeutique dans les maladies nerveuses. (*Ann. de la Soc. d'Hydrologie*, t. XXV, 1880.)

Du traitement thermal sulfuré des phlegmasies péri-utérines. (*Ann. de la Soc. d'Hydrologie*, t. XXVI, 1881.)

Tribut à l'étude de la diathèse urique. Notes sur les proportions relatives de l'acide urique et de l'urée urinaires dans les maladies chroniques. (*Ann. de la Soc. d'Hydrologie*, t. XXVII, 1882.)

Notes et observations pour servir à l'histoire du traitement thermal pendant la grossesse. (*Archive de Toxicologie*, 1882.)

Recherches physiologiques et thérapeutiques sur le bain tempéré (*Bulletin de thérapeutique*, 1883.)

De la douche froide sur les pieds et de ses usages. (*Bulletin de thérapeutique*, 1885.)

L'action sédative de la cure de Saint-Sauveur. (*Ann. de la Soc. d'Hydrologie*, t. XXXI, 1886.)

Du traitement thermal des indigents dans le département des Hautes-Pyrénées. (*Ann. de la Soc. d'Hydrologie*, t. XXXIV, 1889.)

Du traitement thermal des métropathies pendant la grossesse. (*Ann. de la Soc. d'Hydrologie*, t. XXXVIII, 1893.)

Les Sources d'indications différentielles des Eaux dans le traitement thermal des maladies des femmes. Examen des doctrines de M. Durand-Fardel (*Ann. de la Soc. d'Hydrologie*, t. XXXIX, 1894.)

REMARQUES

SUR

LE DÉVELOPPEMENT ET SUR LES TRADITIONS

DE

QUELQUES STATIONS THERMALES ALLEMANDES

La Société d'hydrologie, qui a pour but de développer et de propager l'étude des Eaux minérales, ne s'est jamais désintéressée de l'industrie thermale qui les met en œuvre et qui les féconde ; vous me permettrez donc d'introduire devant vous quelques questions d'ordre matériel qui, pour être étrangères à la médecine pure, rentrent pourtant dans l'objet de nos travaux.

Vous connaissez la vogue et le succès des Eaux allemandes, vous savez qu'ayant profité dans une large mesure des années de richesse matérielle et de bien-être général qui ont marqué notre deuxième empire et suivi le rétablissement de la paix, elles ont échappé aux mauvais jours qui depuis si longtemps assombrissent notre horizon thermal, et vous entendez journellement dire qu'après des progrès considérables, elles demeurent en voie permanente de prospérité et d'expansion.

Nous avons pensé qu'il pourrait n'être pas inutile et sans opportunité d'étudier en soi ce développement régulier, continu de quelques grandes stations d'Outre-Rhin, d'en préciser les conditions, en faisant connaître les traditions auxquelles nos voisins restent fidèles et qui leur réussissent si bien.

Pour point de départ de notre étude, nous prendrons les Eaux de Carlsbad, où nous avons fait par deux fois un assez long séjour à 28 années d'intervalle, en 1867 et à l'automne dernier.

En 1867, la station avait reçu 9,115 familles, formant un total de 12,999 personnes ; en 1895, il y est venu 31,520 familles avec 42,940 personnes, soit une augmentation de 230 pour 100, dans le nombre des étrangers ayant séjourné plus de huit jours et ayant acquitté la cure-taxe (1).

En 1867, Carlsbad avec ses 695 maisons, étroites pour la plupart et ses 3,500 habitants était un gros bourg à l'aspect un peu vieillot. Aujourd'hui, c'est une cité moderne, aux larges quais, aux grandes avenues, aux somptueuses constructions, aux nombreux édifices.

Avec ses nouveaux quartiers, elle compte un millier de maisons, dont 400 à plus de trois étages, offrant à l'étranger plus de onze mille appartements meublés !

La population a plus que triplé, 12,145 habitants.

Il serait hors de propos d'écrire ici l'histoire du développement si brillant de Carlsbad et d'exposer dans leur ensemble les diverses créations qui ont fait de la station un des plus beaux bains du monde ; on nous permettra cependant de signaler celles qui nous ont le plus frappé :

Le parc de la ville avec sa salle de concert ; le nouveau théâtre ; la construction de vingt kilomètres de promenades ombragées, sablées et garnies de bancs ;

L'adduction des eaux de l'Eger par de puisssantes machines qui en distribuent plus de 670,000 hectolitres par jour ;

L'adduction de nouvelles sources d'eaux potables pour l'alimentation ;

(1) Ce chiffre est au-dessous de la réalité, ne tenant pas compte des baigneurs qui, pour échapper à la cure-taxe, s'installent dans les villages environnants. Le Docteur Freund évalue à 3.000 ceux qui, à la dernière saison, ont logé à Fischern, tête de pont sur l'Eger, où se trouve la station du chemin de fer.

La correction du cours de la Tepel dont le lit a été maçonné et encaissé jusqu'à l'Eger ;

L'installation du tout à l'égoût ;

L'éclairage de la ville par l'électricité ;

La création d'un laboratoire municipal pour l'inspection des eaux, des aliments, du lait, etc. ;

La construction d'un abattoir modèle, comprenant entre autres accessoires un laboratoire pour l'examen microscopique des viandes, une usine pour la fabrication de la glace et des salles de réfrigération pour la conservation de la viande de boucherie ;

La nouvelle colonnade de Marketbrunn ;

La nouvelle colonnade et le hall en fer du Sprudel, qui ont coûté 340,000 florins ;

La colonnade en pierre du Mühlbrunn, véritable monument, longue de trois cents mètres, et qui a coûté 680,000 florins ;

Enfin les deux nouveaux établissements de bains du Newbad et du Kaiserbad, ce dernier inauguré en 1895 et pour lequel la ville a dépensé plus de trois millions de florins. Pour donner une idée de l'aménagement et de la richesse de ce dernier établissement, nous ferons la description d'un des cabinets pris au hasard, le n° 5 du rez-de-chaussée par exemple, qui se compose :

1° D'une salle d'entrée de 15 mètres carrés environ, contenant lit de repos, table de toilette, lavabo, horloge ;

2° D'une salle de douches attenante, comprenant douche en pluie, douche en colonne, douche périnéale, water-closets ;

3° D'une salle de bains, présentant deux baignoires juxtaposées en carreaux de porcelaine, dont l'une est munie d'un bain de pluie ;

4° De deux étuves de vapeur.

Tout cela pour un seul numéro !

Et à Carlsbad on ne dit pas que tout soit fini et qu'il n'y ait plus rien à faire : bien loin de là.

Déjà l'on étudie le projet d'un palais d'hiver pour rendre

la cure confortable pendant la mauvaise saison. — La ville ayant été, deux fois en ce siècle, ravagée par les inondations, dont la dernière en 1891, on prépare la construction d'un canal de dérivation qui, perçant le flanc de la montagne au-dessous du kaiser-park, conduirait l'eau de la Tépel dans la vallée de l'Eger et mettrait à l'abri de tout accident.

Mieux encore. Pendant les mois de juillet et d'août, au moment de la plus grande affluence des étrangers, les quais avoisinant les sources étant trop étroits pour livrer passage aux huit à neuf mille malades qui s'y rendent chaque matin, il est question de couvrir la Tépel dans son passage à travers la ville... En attendant, on vient de prendre le parti d'élargir d'une quinzaine de mètres le quai devant la colonnade de Mühlbrunn, en reportant d'autant le lit de la rivière sur la rive droite. Nous avons vu, en octobre dernier, démolir à cet effet six grandes maisons bordant immédiatement la Tépel dans la Kreutzgasse, qui maintenant n'a plus qu'une rangée de maisons à ce niveau...

Nous n'avons pas besoin de dire que Carlsbad est une ville riche ; en dix-huit ans, de 1870 à 1888, elle a dépensé pour ses écoles près de 450,000 florins ; ses diverses institutions d'assistance représentent 380,000 florins. Nous voyons d'autre part son budget de recettes atteindre en 1891, 1,200,000 florins... Comme les intérêts de la dette municipale ne dépassent pas 200,000 florins, il lui est facile de doter très largement tous les services publics et de consacrer chaque année de fortes sommes à l'amélioration et à l'embellissement de la station ; c'est ainsi qu'elle dépense annuellement pour l'instruction publique de 25 à 30,000 florins ; pour les indigents, 20,000 florins ; pour les hôpitaux, 9 à 10,000 florins ; pour l'entretien des chaussées et l'éclairage des rues, 86,000 florins ; pour celui des parcs et jardins, 22,000 florins ; pour la surveillance des sources et promenades, 18,000 florins ; enfin, pour l'administration de la ville, 42,000 florins.

Remarquons que sur les 1,200,000 florins de recettes du budget de 1891, l'impôt direct ne figure que pour 67,581 florins, le reste est fourni en majeure partie par les taxes de cure et de musique qui rapportaient déjà plus de 250,000 florins, par l'expédition des eaux et la vente des produits des sources qui fournissent de 250,000 à 300,000 florins, par les bains, 200,000 florins, etc.

Voici d'ailleurs un résumé statistique des étrangers venus à Carlsbad pendant les cinquante dernières années :

ANNÉES	FAMILLES	PERSONNES	
1845	3.234	5.447	
1850	4.227	6.638	+ 1.191
1855	4.712	7.228	+ 590
1860	6.366	9.291	+ 2.063
1865	7.969	11.348	+ 2.057
1870	9.729	14.001	+ 2.653
1875	15.642	21.370	+ 7.369
1880	19.502	26.450	+ 5.080
1885	20.815	27.911	+ 1.461
1890	25.330	34.296	+ 6.385
1895	31.522	42.940	+ 8.641

Ce tableau montre la continuité du développement de Carlsbad ; on voit que depuis cinquante ans la progression est constante, aucun fléau, aucune calamité n'ont pu l'arrêter, ni la famine, ni l'épidémie, ni l'insurrection, ni la guerre.

La station a beaucoup profité des périodes de prospérité générale qui ont valu un si bel essor à nos établissements thermaux, mais, tandis que chez nous, depuis une dizaine d'années, ce mouvement d'expansion semble presque partout épuisé, Carlsbad poursuit ses progrès qui s'affirment chaque jour plus marqués et plus brillants. Depuis 1885 la clientèle s'est accrue de 53 0/0, s'augmentant de 1,500 personnes à chaque saison.

Cette vogue continue, cette prospérité croissante ne sont pas spéciales aux eaux de Carlsbad, nous les constatons près de la plupart des stations, tant austro-hongroises qu'allemandes, dont nous avons pu nous procurer les statistiques :

C'est ainsi que nous voyons depuis dix ans la clientèle s'augmenter en Autriche :

à Ischl, de 94 0/0 ;
à Baden (Autriche), de 70 0/0 ;
à Aussée, de 57 0/0 ;
à Marienbad, de 49 0/0 ;
à Vildbad-Gastein, de 35 0/0 ;
à Voslau, de 39 0/0 ;
à Bad-Hall, de 38 0/0 ;
à Gleichenberg, de 9 0/0 ;
Et en Allemagne :
à Nauheim, de 173 0/0 ;
à Wiesbaden, de 40 0/0 ;
à Kissengen, de 21 0/0 ;
à Baden-Baden, de 17 0/0.

Les documents statistiques sur les eaux étrangères étant rares en France, nous croyons devoir donner ici un résumé de tous ceux que nous avons pu recueillir :

	1850	1855	1860	1865	1870	1875	1880	1885	1890	1895
Marienbad	4.222	3.353	4.289	3.475	6.148	10.721	12.856	12.350	15.242	18.274
Franzensbad	3.258	3.384	3.457	4.728	6.212	7.900	8.150	8.009	8.031	7.480
Baden (Autriche)	7.159	8.026	7.919	7.667	9.017	9.441	10.639	13.143	17.432	22.271
Wildbad-Gastein	1.538	2.570	3.085	2.770	2.187	3.862	4.861	5.918	6.588	8.070
Aussée (Styrie)	42	142	372	1.303	1.608	2.689	5.785	7.004	7.846	11.002
Bad-Hall	356	676	1.290	1.140	1.668	2.171	2.110	2.607	2.941	3.601
Voslau	»	»	»	»	»	»	3.914	3.617	3.983	4.323
Gleichenberg	»	»	»	»	1.726	3.421	3.977	4.951	5.903	5.396
Ischl	»	»	»	»	3.100	5.769	6.431	6.378	6.678	13.230
Téplitz (1)	»	»	»	»	6.331	7.958	7.383	5.646	4.696	4.700
Baden-Baden	»	»	46.842	51.148	29.710	45.177	47. 06	54.037	62.137	63.156
Kissingen	4.391	4.278	4.990	7.269	5.265	9.402	11.778	12.878	15.056	15.622

(1) La diminution du nombre des baigneurs à Téplitz dans les seize dernières années est le fait de graves perturbations apportées au débit des sources thermales en 1879, 1889 et 1892, par suite de l'exploitation des houillères voisines.

De tous ces documents, un fait se dégage bien net, incontestable, évident. Tandis que chez nous l'industrie thermale, envisagée dans l'ensemble des stations, subit un temps d'arrêt, ou rétrograde, les villes d'Eaux de l'Europe centrale, consolidant les brillants succès qui ont suivi la guerre de 1870, voient s'ouvrir pour la plupart, depuis une dizaine d'années, une ère plus brillante encore d'expansion, de richesse et de prospérité.

*
* *

Les tableaux qui suivent résument la statistique, par nationalités, des visiteurs qui ont fréquenté Carlsbad et Kissingen dans les onze dernières années, et la station d'Ems depuis 1893 et dans les années précédant la suppression des jeux.

STATISTIQUE par Nationalités des baigneurs venus à Carlsbad (1885-1895).

Visiteurs venant de :	1885	1887	1889	1890	1891	1892	1895
Autr.-Hongrie..	8.912	9.625	9.941	10.901	11.532	12.826	15.900
Allemagne	12.692	13.106	14.582	14.378	14.201	14.233	15.079
Russie.........	2.462	2.011	2.748	3.034	2.948	3.027	4.706
Gr.-Bretagne ..	753	809	947	1.022	1.046	978	856
Roumanie	473	452	624	871	991	1.085	1.206
France........	393	357	291	361	399	439	456
Italie	192	214	217	264	241	225	214
Espagne.......	23	15	57	32	23	23	43
Pays-Bas.......	273	267	287	332	259	276	391
Suède-Norvège	310	244	282	278	273	237	189
Suisse.........	168	158	199	209	192	225	249
Afrique........	76	110	97	71	85	71	115
Amérique	735	1.231	1.949	2.080	2.465	2.224	2.224
Autres pays...	449	485	457	463	454	527	1.400
Total.....	27.911	29.084	32.678	34.296	35.109	36.396	42.940

STATISTIQUE par Nationalités des Baigneurs venus à Kissingen de 1885 à 1895.

BAIGNEURS VENANT DE :	1885	1886	1887	1888	1889	1890	1891	1892	1893	1894	1895
Allemagne	10.468	10.997	10.902	10.605	12.384	12.313	11.891	12.131	12.819	12.010	12.837
Russie	767	700	540	517	853	716	762	755	880	1.010	1.068
Grande Bretagne	590	600	562	663	570	680	500	583	465	557	521
Autriche-Hongrie	158	210	152	160	160	187	212	155	200	180	215
Pays-Bas	190	160	198	193	217	243	211	183	214	138	137
Roumanie	41	39	39	26	58	54	70	69	81	88	63
France	154	161	151	122	128	128	78	150	102	81	98
Suisse	76	72	82	98	80	57	58	57	51	53	62
Italie	28	59	25	47	29	25	48	52	26	38	17
Suède et Norwège	24	23	21	18	33	32	20	15	18	31	21
Espagne	11	7	11	12	2	4	12	3	22	6	12
Amérique	302	407	390	406	424	529	482	565	311	476	486
Autres pays	61	59	42	47	68	88	68	58	55	33	85
Total	12.870	13.494	13.085	12.914	15.006	15.056	14.412	14.776	15.244	14.701	15.622

STATISTIQUE par Nationalités des baigneurs et des visiteurs venus à Ems avant et depuis la fermeture des jeux.

BAIGNEURS VENANT DE :	1870	1871	1872	1893	1894	1895
Allemagne	4.461	7.637	7.208	6.754	6.865	7.299
Amérique	110	260	255	103	181	252
Autriche-Hongrie . . .	123	174	152	208	216	226
Belgique	103	336	255	149	144	217
Espagne	28	21	42	»	7	10
France.	467	203	280	307	374	394
Grande-Bretagne . . .	586	955	862	320	387	382
Hollande.	210	538	535	418	434	501
Italie.	32	61	65	28	17	22
Roumanie	82	160	138	133	130	123
Russie	1.009	1.077	1.282	432	508	648
Suède et Norvège. . .	62	154	195	84	117	107
Suisse	75	182	99	28	58	66
Autres nationalités . .	78	201	186	60	93	57
Total des baigneurs.	7.426	11.959	11.554	9.021	9.531	10.304
Baigneurs	7.426	11.959	11.554	9.024	9.531	10.304
Passants	2.502	4.909	5.755	11.518	11.140	12.441
Total des étrangers.	9.928	16.868	17.309	20.542	20.671	22.745

On voit que si Carlsbad mérite réellement le nom de station cosmopolite, comptant dans sa clientèle près de deux tiers (63 0/0) de baigneurs étrangers, ceux-ci ne figurent plus que pour un tiers (30 0/0) à Ems, et seulement pour un sixième (15 0/0) à Kissingen.

On voit aussi que dans ces trois stations le nombre des étrangers ne s'accroît pas en proportion du nombre des nationaux, les premiers formaient en effet 68 0/0 de la clientèle de Carlsbad, 18 0/0 à Kissingen il y a une dizaine d'années et 38 0/0 à Ems en 1872.

Il est à remarquer que, si les Allemands vont volontiers prendre les eaux en Autriche, au point qu'à Carlsbad ils sont presque aussi nombreux que les sujets austro-hongrois, la réciproque n'existe pas ; les Autrichiens n'aiment pas à sortir de la Monarchie, on n'en trouve guère plus de 2 0/0 à Ems et de 1 0/0 à Kissingen.

Quant aux Français, ils ne figurent que pour une infime minorité dans les statistiques, 1/2 0/0 à Kissingen, 1 0/0 à Carlsbad, 3 0/0 à Ems.

*
* *

Un des points qui frappent le plus lorsqu'on étudie l'industrie des eaux minérales en Allemagne, c'est la facilité que l'on trouve à se renseigner sur tout ce qui l'intéresse. Des publications officielles et régulières font connaître, chaque année, le nombre d'étrangers venus à chaque station, classés par groupes ou familles, par personnes et par nationalités, avec indication du moment de l'arrivée et de la durée du séjour ; le nombre de malades ayant payé les diverses classes des taxes de cure et de musique, le nombre de bains donnés, les recettes des établissements, le bénéfice de la vente des produits des sources et de l'expédition des eaux ; en même temps que la statistique générale de la commune constate les conditions démographiques du pays, population, habitations, naissances, décès, mariages ; état des diverses institutions religieuses, d'instruction, d'assistance, et le budget raisonné et détaillé des recettes et des dépenses.

Ces documents, se complétant et se contrôlant les uns les autres, permettent à tout moment d'apprécier l'état des entreprises thermales dans le pays, de se faire une idée de l'importance de chaque station, de ses progrès, de sa richesse, de ses chances d'avenir.

Dans ces conditions, les capitaux qui cherchent un emploi, les industriels une occupation, les médecins une carrière, trouvent à se renseigner et peuvent se fixer en connaissance de cause.

Aussi ne font-ils pas défaut, ni les uns ni les autres ; et c'est par le concours et la collaboration intime de ces trois éléments, financier, industriel et médical, que se développent et prospèrent les belles stations thermales dont nous avons constaté le succès.

En France, il n'y a rien de semblable ! Est-il besoin de le dire ? L'administration ne recueille aucun document sur l'industrie thermale non plus que sur les stations. Les compagnies fermières renseignent sans doute leurs sociétaires sur la marche de leurs entreprises, mais rien n'en transpire dans le public. Quant aux municipalités, on peut compter celles qui rendent à leurs électeurs des comptes moraux et matériels sur la situation de leur commune.

De la sorte, il est à peu près impossible de savoir où en sont nos eaux minérales, de se rendre compte de leurs progrès, d'interpréter leurs fluctuations ; on ignore ce qu'elles étaient hier, on ne prévoit pas ce qu'elles seront demain.

Le résultat d'un pareil état de choses est net. Les capitaux qui n'aiment pas à s'aventurer dans les ténèbres se sont détournés. Il n'y en a plus pour les eaux minérales !

Les milliards en grève se recueillent dans les caves des banques et nos stations végètent dans le dénuement ; notre épargne s'enfuit par centaines de millions pour exploiter les mines problématiques de l'Afrique australe, et, faute d'une obole pour les mettre en œuvre, des richesses thermales de premier ordre, comme celles de nos Pyrénées-Orientales, s'écoulent inutiles au gave, dans les plus beaux endroits du monde !

Et il s'agit d'une industrie autorisée, d'un service public, s'exerçant sous la surveillance, le contrôle et la responsabilité de l'État.

Et des dispositions ayant force de loi imposent un règlement public à chaque établisement ;

Et, lorsque l'établissement appartient à l'État, à un département, à une commune ou à une institution charitable, le règlement imposé doit pourvoir à « toutes les branches de son administration » (art. 8 de l'ordonnance de 1823, et art. 116 du décret de 1860).

Et des articles spéciaux exigent qu' « à l'issue de la saison les propriétaire, régisseur ou fermier de chaque établissement d'eaux minérales remettent au médecin inspecteur et, à son défaut, au Préfet un état portant le nombre des personnes qui ont fréquenté l'établissement » (art. 20 du décret de 1860).

Bien plus, « les renseignements que renferment les rapports sur la statistique des établissements thermaux intéressant d'une manière particulière l'Administration, Messieurs les médecins-inspecteurs sont tenus de les faire parvenir à l'autorité immédiatement après la clôture de chaque saison » (Circulaire ministérielle des 20 mars 1852, 27 septembre 1853 et 21 mars 1862).

En réalité, on n'a jamais, de nos jours du moins, appliqué la législation sur les Eauxminérales, et l'Administration n'a eu que des velléités d'établir une statistique, car elle n'a pas pris les mesures nécessaires pour s'en procurer les éléments.

Pendant nos vingt-quatre années d'Inspection médicale des établissements thermaux, nous avons dû, à chaque exercice, constater que les chiffres remis par les régisseurs ou fermiers étaient forcément incomplets et inexacts, et que faute de moyens d'information, les nôtres n'avaient aucune valeur.

Cette défaillance de l'Administration est explicable par l'indifférence trop générale en notre pays à tout ce qui ne touche pas directement, et par la résignation avec laquelle on se désintéresse des affaires publiques.

Si les médecins, les économistes, les savants, si les malades eux-mêmes avaient tenu à être renseignés sur l'état de l'industrie thermale, l'administration aurait bien été forcée de leur servir des statistiques sérieuses, comme en Allemagne !

Mais nous n'avons même plus de statistique médico-chirurgicale des hôpitaux de Paris !

*
* *

L'interdiction des jeux de hasard est un fait général dans les stations de l'Allemagne et de l'Autriche-Hongrie ; du moins nous ne les avons rencontrés en aucune de celles que nous avons visitées. Donc, point de cercles, point de baccarat, de bouillotte, pas de petits chevaux.

Avant la guerre de 1870, il y avait sur les bords du Rhin cinq maisons de jeux publics, avec Roulette et Trente et Quarante, à Baden, Wiesbaden, Hombourg, Ems et Nauheim.

Un des premiers soins du gouvernement impérial fut d'en ordonner la fermeture qui eut lieu après la saison de 1872. Bien des gens pensaient alors que cette mesure serait la ruine. L'événement a montré qu'il n'en était rien. Loin de là ; après quelques années d'hésitation ces stations prirent pour la plupart un développement énorme. Nauheim a vu sa clientèle s'accroître de 147 0/0 ; Wiesbaden de 59 0/0 ; Baden de 7 0/0.

A Ems où le nombre des « Curgaste » est demeuré stationnaire, la proportion des touristes et des passants s'est élevée de 110 0/0.

Hombourg seul a perdu de son importance et de son animation, la clientèle ayant diminué de 50 0/0. Mais le fait paraît surtout imputable à la mauvaise administration de la ville et à l'insuffisance des conditions hygiéniques. Telle est du moins l'impression du professeur Proust, qui vient d'inaugurer son cours d'hygiène par une revue des principales Eaux allemandes. (Voir *Médecine Moderne*, 11 mars 1896.)

Quoi qu'il en soit, on admet en Allemagne que la suppression des jeux a été utile aux établissements thermaux.

Dans une lettre du 11 avril dernier, le Bad-Commissaire de Nauheim s'en explique ainsi :

« A la fin de 1872 les jeux furent défendus en Allemagne.
« Les grosses recettes cessèrent, les étrangers qui jouis-
« saient gratuitement des concerts durent payer une cure-
« taxe, on eut de grandes inquiétudes sur le nombre des
« visiteurs. Il se vérifia cependant qu'après la suppression

« des jeux, le public devenait meilleur, il vint des familles « que le jeu avait effarouchées.

« La saison de 1873 avait été plus faible que les deux « précédentes, mais plus tard le chiffre se releva étonnam- « ment.

« On a considéré ici comme une délivrance la dispari- « tion des joueurs déraisonnables, du demi-monde parisien « et des existences douteuses qui a coïncidé avec la sup- « pression des jeux. »

Nous avons déjà donné les statistiques de Baden-Baden et d'Ems, nous reproduisons ici, telles que nous avons pu nous les procurer celles de Wiesbaden, de Nauheim et de Hombourg.

STATISTIQUE de Wiesbaden avant et depuis la suppression des jeux.

	Année	Visiteurs	
Jeux	1870	34.160	personnes.
Jeux	1871	60.196	—
Jeux	1872	68.229	—
	1873	62.334	—
	1885	80.000	—
	1892	101.972	—
	1893	102.601	—
	1894	106.908	—
	1895	108.685	—

STATISTIQUE générale de Nauheim.

(Jeux de 1854 à 1872).

Année	Baigneurs	
1835	95	baigneurs.
1845	405	—
1865	3.866	—
1872	5.354	—
1873	4.392	—
1885	5.248	—
1894	11.754	—
1895	14.274	—

STATISTIQUE de Hombourg.

Année	Baigneurs	
1870	10.841	baigneurs.
1871	18.867	—
1872	21.001	—
1873	9.287	—
1874	9.640	—
1875	10.597	—
1893	9.378	—
1894	10.217	—
1895	10.452	—

En France aussi les jeux de hasard sont interdits..... à moins qu'on ne les autorise. De sorte qu'à défaut de roulette nous avons les cercles soi-disant fermés, les tripots avec toutes sortes de jeux qui ne valent pas mieux.

Et le malheur est qu'on se figure généralement aux Eaux que ces jeux ajoutent à l'attrait de la station ; celles qui n'en ont pas font le possible pour en avoir et il est à craindre que le mal ne se généralise.

L'expérience de ces dernières années paraît montrer qu'on s'est fait illusion sur le secours que le jeu peut apporter à l'industrie thermale ; il apparaît, en définitive, qu'il lui a fait jusqu'ici plus de mal que de bien. On a pu s'y méprendre aux moments de grande prospérité, mais actuellement, aux mauvais jours, on se rend compte du mal qu'il fait en éloignant les meilleures familles.

La médecine et l'hygiène sont d'accord pour condamner les jeux publics comme nuisibles aux malades et directement contraires aux effets de la cure, mais bien d'autres raisons devraient les faire bannir des établissements thermaux.

Les jeux sont des facteurs permanents de démoralisation, tant par le personnel inquiétant de joueurs de profession, *allumeurs*, *grecs*, femmes galantes qui gravitent autour d'eux, que par les habitudes d'exploitation et de chantage qu'ils occasionnent.

Sans doute le premier magistrat du département, qui les autorise, ne vend pas son autorisation, mais autour de lui le personnel qui en instruit la demande subit l'influence du fermier des jeux. Et, comme l'autorisation est révocable, que des plaintes en scandale peuvent à tout moment en entraîner le retrait, le fermier doit incessamment, à la Préfecture, s'entretenir des appuis, et à la station, pourvoir à l'allégement des scrupules. Des gens trop vertueux battent donc monnaie sur lui, lui empruntant des sommes qu'ils ne rendront pas. Ainsi s'établissent, au sein des campagnes, dans la petite bourgeoisie souvent besoigneuse de nos stations thermales, des habitudes de marchandage, pour ne pas plus dire, qu'on voudrait voir confinées dans les bas-fonds des villes.

Il est vrai que l'exploitation du vice est fructueuse, et que le fermier des jeux gagne beaucoup d'argent ! Autant de perdu pour le pays, car la rançon qu'on lui impose ne compense pas les pertes qu'il inflige à toute une classe intéressante de la population, guides, voituriers, loueurs de chevaux, dont sa dangereuse concurrence a bientôt ruiné l'industrie.

A cet égard on sait à quoi s'en tenir, du moins aux Pyrénées.

J'y connais une petite station thermale, célèbre entre toutes, perdue dans la haute montagne et fréquentée annuellement par un millier de malades, presque tous des hommes. J'y ai passé quelques jours en 1871, au lendemain de la guerre, et je conserve un souvenir joyeux des cavalcades qui animaient ses rues. Il y avait alors une quarantaine de guides et une centaine de chevaux de selle.

Vers 1878, le progrès y a installé un casino avec salle de jeux. Comme on traite surtout là des maladies populaires, la clientèle n'est pas riche ; pourtant j'ai pu savoir qu'en 1883, les bénéfices du fermier des jeux, tous frais et redevances payés, avaient dépassé 90.000 francs pour la saison.

Aujourd'hui la station est triste ; il n'y a plus que six guides, tout au plus douze chevaux de selle et la valeur de la propriété foncière y a baissé de 75 0/0.

Malgré tout, pour les villes d'Eaux qui ne les ont pas subis, les jeux restent la panacée universelle !

L'Administration pourrait aujourd'hui rendre un grand service à l'industrie thermale en les supprimant dans toutes les stations où elle les a permis ; dans quelques années, lorsque les communes déjà appauvries se seront ruinées pour les installer luxueusement, la mesure ne sera plus possible. Il faudra les tolérer partout, comme on tolère le Pari-Mutuel, malgré les trois cent millions qu'il prélève chaque année sur l'épargne parisienne.

*
* *

Les principales villes d'Eaux allemandes sont très souvent des lieux médicaux, des stations sanitaires, hygiéniques autant que balnéaires, où l'on s'est efforcé de réaliser toutes les conditions nécessaires au traitement, au bien-être et à l'agrément des malades... Et ces conditions attirent les étrangers autant que les sources elles-mêmes.

En Allemagne on va aux Eaux comme en France nous allons aux bains de mer, non seulement pour les prendre, mais pour changer d'air, de vie, de milieu, de régime; pour se reposer, pour confirmer une convalescence. On s'y réunit pour passer agréablement et sainement le temps des vacances. Et comme on y trouve des « Trink-Halls » bien approvisionnés de toutes les eaux minérales, et qu'à l'étranger on ne partage pas nos idées exclusives sur la supériorité de la cure faite au point d'émergence, on se rend à la station voisine, à Wiesbade ou à Bade, par exemple, pour y faire sa cure annuelle de Carlsbad, d'Ems ou de Vichy. Les thermes et le kurhaus ne résument donc pas la ville d'eau ; celle-ci se caractérise encore par un ensemble d'institutions sanitaires et hygiéniques étroitement surveillées, par des facilités d'installation et d'alimentation surveillées aussi, par des parcs, des jardins, des parterres pour les beaux jours, des abris couverts, galeries, colonnades pour les mauvais temps; par un grand nombre de lieux de réunion, salles de conversation, salons de lecture, par une organisation permanente de concerts, divertissements publics à la station ; et tout à l'entour jusqu'à plusieurs lieues, par un lacis de promenades ombragées, sablées, garnies de bancs, de poteaux indicateurs et de chalets de rendez-vous... Et nous ne parlons que des conditions relevant des municipalités ; si nous tenons compte des installations dues à l'initiative privée, nous constaterons que la plupart possèdent des établissements fort bien installés d'hydrothérapie, d'aérothérapie, d'électro-thérapie, de mécano-thérapie, de gymnastique ; des pavillons pour les cures de lait, de petit-lait et de raisin ; des maisons de santé pour le traitement méthodique des diverses maladies.

Ainsi se sont constitués, en dehors des grandes villes, de véritables centres thérapeutiques, réunissant toutes les ressources de l'art médical.

Et tous ces établissements prospèrent, preuve qu'ils répondent à des besoins, se prêtant un mutuel appui, et sans nuire en aucune façon à l'industrie thermale qui leur sert pour ainsi dire de pivôt. On ne peut même douter qu'ils ne lui soient utiles, nombre de malades ne se décidant à revenir plusieurs années à la même cure qu'en raison des facilités qu'ils trouvent de faire soigner aussi à la station leurs parents atteints d'autres maladies.

On comprend dès lors que les villes d'Eaux allemandes représentent souvent un capital considérable et le travail persévérant d'une série de générations. Il est à noter que les municipalités les maintiennent dans une voie d'évolution continuelle, consacrant chaque année de fortes sommes à leur amélioration.

Il leur est d'ailleurs facile de se procurer des fonds à cet effet, grâce aux taxes de séjour dont elles frappent directement les étrangers.

Comme il s'agit là d'une fiscalité peu connue en France, où les droits de passage et de séjour sont depuis longtemps abolis, nous croyons devoir nous y arrêter un instant.

On sait que, dans presque toutes les villes d'Eaux allemandes, toute personne demeurant plus de cinq à sept jours à la station doit acquitter des taxes, dites de cure et de musique.

Le caractère, l'importance et le mode de répartition de ces taxes varient selon les localités. A Wiesbaden et à Nauheim, par exemple, la taxe est uniforme et comptée par famille : 10 marcs pour une personne à Wiesbaden, 15 marcs pour deux et 3 marcs pour chaque personne en plus ; 12 marcs pour une personne à Nauheim, 15 marcs pour deux, et 3 marcs pour chaque personne en plus ; les enfants de moins de six ans et les domestiques ne payant pas.

A Carlsbad, au contraire, et à Kissingen la taxe est progressive, et l'on distingue trois classes de baigneurs, les gens de qualité, les gens aisés et les *autres*.

A Kissingen, où les deux taxes sont réunies et où l'on compte par famille, les chefs de famille paient chacun 30 marcs, 20 marcs ou 10 marcs ; les enfants de plus de quinze ans : 10 marcs, 6 marcs ou 3 marcs ; les enfants de moins de quinze ans et les domestiques : 10 marcs, 3 marcs ou 2 marcs et demi.

Et la famille comprend seulement le mari, la femme, leurs enfants mineurs et les domestiques ; les autres parents, pères mères, frères, sœurs, enfants majeurs vivant et voyageant ensemble, sont considérés comme formant autant de familles différentes.

A Carlsbad, les deux taxes sont disjointes. La cure-taxe se paie par tête, 10, 6 ou 4 florins selon la classe ; les enfants de moins de quatorze ans et les domestiques ne payent qu'un florin. La taxe de musique, répartie par famille et variable selon le nombre des personnes, 1, 2, 3, 4, 5 ou plus, se paie, pour les gens de qualité, 5, 8, 11, 14 ou 17 florins ; pour les gens aisés 3, 5, 6, 7 ou 8 florins ; et pour *les autres* 2, 3, 4, 5 ou 6 florins.

Partout d'ailleurs on accorde des dispenses ou des réductions de taxe aux indigents, aux sous-officiers, aux veuves d'officiers, aux médecins, etc. A Carlsbad pourtant, ces derniers, exemptés de la taxe de cure, doivent acquitter celle de musique.

Il paraît que le classement des baigneurs en catégories s'opère sans difficulté, sur déclaration ; chaque baigneur désignant lui-même la classe à laquelle il veut appartenir.

Le haut magistrat du bain, le Bad-Commissaire, chargé de maintenir ici chacun à son lieu et place, ferme d'ailleurs volontiers les yeux lorsqu'un « Curgaste » s'introduit dans une classe supérieure à celle à laquelle il pourrait prétendre. C'est ainsi qu'à Carlsbad, station tout aussi populaire et démocratisée que notre Vichy, la clientèle se composerait en majeure partie de personnages et de bourgeois aisés, les *autres* n'y figurant que pour 16 0/0, déduction faite des enfants, des domestiques et des dispensés, ainsi que le constate le relevé suivant :

Classement des baigneurs d'après la taxe à Carlsbad.

	1887	1888	1889	1890	1891	1892	1893	1894
1re classe : gens de qualité....	11.83	10.81	10.78	8.26	12.19	12.10	11.31	12.34
2e classe : gens aisés.........	56.49	55.94	58.00	57.57	54.31	54.16	52.68	51.95
3e classe : les *autres*........	15.57	16.60	15.26	17.56	16.08	16.74	19.97	18.61
4e classe : enfants, domestiques.........	6.17	6.73	6.48	6.47	6.43	6.45	6.60	6.58
Exemptés partiellement....	3.63	2.95	2.54	2.78	3.01	2.71	2.07	2.87
Exemptés totalement.......	4.26	4.84	4.60	4.72	4.71	4.67	4.88	5.17
Partis avant huit jours.........	1.32	1.25	1.30	1.51	1.89	1.79	1.40	1.74
Annoncés deux fois..........	0.73	0.88	1.04	1.13	1.38	1.61	1.19	0.74
Total...	100.00	100.00	100 .0	100.00	100.00	100.00	100.00	100.00

Le paiement de la cure-taxe donne droit au libre usage des eaux, à la jouissance des parcs, jardins publics, à l'entrée gratuite aux divers salons de conversation, de lecture, de réunion, aux concerts et à tous les festivals, réjouissances et divertissements « ordinaires ». Tous y assistent avec des droits égaux, le paiement d'une taxe plus élevée n'entraînant, dans aucun cas, une préférence dans le placement.

Le produit intégral des taxes de cure et de musique est réservé à des œuvres d'intérêt public et à l'embellissement de la station.

Les plus humbles villes d'eaux ont donc, de ce chef, le moyen de se compléter ; elles ne peuvent échapper au progrès, il leur suffit de durer pour s'améliorer. Quant à ces belles hydropoles, si brillantes déjà et si prospères avec les six à sept cent mille francs que leur vaut actuellement la cure-taxe, qui peut prévoir le degré de splendeur et de richesse auquel elles parviendront si la fortune, leur demeurant fidèle, y maintient le mouvement d'expansion des dernières années !

Telles se présentent les villes d'Eaux allemandes. Nos stations thermales sont conçues sur un plan plus modeste ; villes d'eaux et non centres médicaux, ni lieux de villégiature ou station sanitaire ; et cela diminue d'autant leur importance. Quand on y a construit un établissement thermal et ouvert un casino, on croit volontiers y avoir fait le nécessaire.

Pourtant nos thermes valent mieux que ceux d'Allemagne, où l'on ne se doute pas de ce qu'est un traitement de douches ; et, sous le rapport de l'installation et de l'aménagement, nos voisins auraient beaucoup à prendre chez nous.

On peut dire que nos stations sont, pour la plupart, admirablement outillées pour l'utilisation de l'eau minérale et donnent toute satisfaction aux exigences du traitement spécial qu'on y vient chercher. Mais il serait souvent imprudent de leur demander davantage... Par exemple, quelques-unes n'ont pas de bains d'eau douce ; d'autres pas d'installation pour l'application de l'eau froide ; des stations réputées pour le traitement du rhumatisme n'ont pas de bains de vapeur ; de sorte qu'en bien des lieux, les étrangers accompagnant les malades venus pour la cure, et qui forment les deux tiers ou les trois quarts de la clientèle, n'y trouvent rien dont ils puissent profiter.

Notre industrie thermale, qui chôme et se plaint, devrait bien se préoccuper de tous ces étrangers qui la font vivre. Si nos villes d'Eaux, comme l'indique leur nom, étaient au moins des centres hydrothérapiques et balnéothérapiques, elles donneraient en outre satisfaction aux nécessités des populations des campagnes et des petites villes environnantes, qui sont obligées d'aller fort loin, à la grande ville, pour suivre des traitements de bains et de douches.

Cela n'empêche pas que nous aussi, avec des mœurs et des traditions différentes, nous n'ayons de grandes et belles villes d'eaux, supportant sans désavantage la comparaison avec les plus célèbres stations étrangères, mais il n'est pas dans notre programme d'examiner les eaux françaises, on nous permettra seulement, à l'occasion de la cure-taxe, de rectifier une erreur trop accréditée.

On croit généralement que nos stations manquent de fonds pour leur embellissement et leur amélioration. La vérité est que ces fonds existent, et même garantis par une loi ; car notre législation, toujours prudente, contient tout ce qu'il faut pour favoriser le développement de nos stations thermales... et pour l'entraver au besoin.

L'article 19 de l'ordonnance du 18 juin 1823 porte, en effet, que « les établissements d'eaux minérales qui appartiennent à des départements, à des communes ou à des institutions charitables, sont gérés pour leur compte. Toutefois, les produits n'en sont pas confondus avec les autres revenus et continuent à être spécialement employés aux dépenses ordinaires et extraordinaires des dits établissements, sauf les excédents disponibles après qu'il a été satisfait à ces dépenses ».

Nos stations ont donc des fonds, mais elles en font un autre usage, les appliquant volontiers à l'allégement de leurs impôts. Nous ne sommes pas hostile au rétablissement des taxes de séjour dans les villes d'eaux, nous le désirons comme un secours pour aider au relèvement de l'industrie thermale ; mais, si le produit de cet impôt devait avoir le même emploi que les revenus de la plupart de nos établissements, nous ne voyons pas ce que nos villes d'eaux y gagneraient.

*
* *

Pour terminer ces remarques sur les Eaux allemandes, nous mentionnerons la protection spéciale dont est entouré le baigneur et les précautions prises pour assurer sa liberté.

Des ordonnances de police, imprimées en toutes les langues et affichées dans toutes les maisons, indiquent les conditions auxquelles se font les locations, constatant le droit du locataire à quitter immédiatement et sans indemnité tout appartement qui serait « malpropre, humide ou malsain » et où l'on aurait découvert des défauts qu'on ne pouvait soupçonner au moment de la location.

Si des difficultés surviennent, avant d'en référer à la justice, les baigneurs sont invités à s'en expliquer contradictoirement devant le bourgmestre ou quelque autre « administrateur de la ville ou de l'État », lequel à cet effet pendant toute la durée de la saison, se tient plusieurs heures par jour à la disposition des étrangers, expliquant à chacun son droit et s'efforçant de concilier les parties.

Ces ordonnances spécifient que tout baigneur a le droit de prendre « son café, ses repas et son bain où bon lui semble, et de faire laver son linge où il le désire. » Toute atteinte portée à ce droit, même imposée comme condition de la location, est nulle et sans valeur ; elle ne donne aucun pouvoir au propriétaire ou maître d'hôtel, et au cas de location pour une durée déterminée elle entraîne, si l'étranger le veut, l'annulation immédiate de la convention.

On peut dire que ces dernières dispositions dominent l'hygiène et le genre de vie aux Eaux allemandes, y maintenant des traditions très différentes de ce qu'on observe dans nos stations.

Tout d'abord on comprend qu'en aucun cas le baigneur ne peut devenir le prisonnier de son maître d'hôtel, et qu'il échappe à la servitude de la table d'hôte. Prenant ses repas où il veut, à l'heure qu'il veut et comme il veut, il ne tient qu'à lui d'observer le régime nécessaire ; d'un autre côté, l'habitude de vivre à la carte entraîne facilement celle de changer de restaurant, et, comme à cet égard on est sollicité de toutes parts, à la station, aux alentours et aux environs, on en arrive bientôt à passer la plus grande partie de la journée à la campagne, en plein air.

De la sorte il est aisé d'échapper aux tyrannies mondaines et aux habitudes de la grande ville... Sans doute l'Éternel féminin ne perd ici rien de ses droits, et l'on trouve partout des heures et des lieux « select » pour voir et être vu, mais la mode n'impose pas qu'on les fréquente. En fait, la majeure partie des étrangers mène aux eaux allemandes une vie de campagne et de villégiature, toute de promenades et d'excursions, conservant, sans qu'on y trouve à redire, la liberté du voyageur et le sans-façon du touriste.

28-5-6. — Tours, Imp. E. Arrault et Cie, 6, rue de la Préfecture.

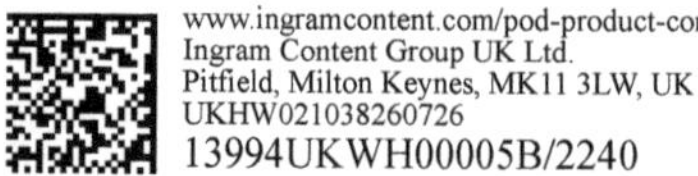
www.ingramcontent.com/pod-product-compliance
Ingram Content Group UK Ltd.
Pitfield, Milton Keynes, MK11 3LW, UK
UKHW021038260726
13994UKWH00005B/2240

9 782329 456874